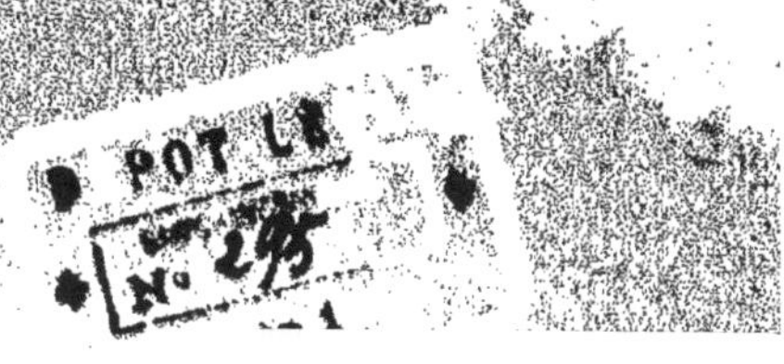

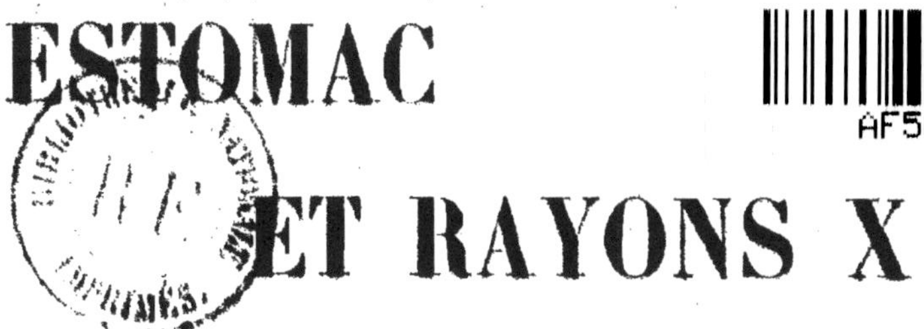

ESTOMAC ET RAYONS X

Essai de Radioscopie Gastrique

PAR LE

DOCTEUR PAUL PHILIPPE

Ancien Interne des Hôpitaux

FÉCAMP

IMPRIMERIES RÉUNIES M.-L. DURAND

Novembre 1907

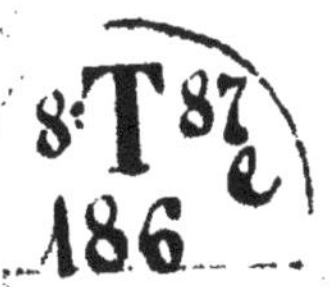

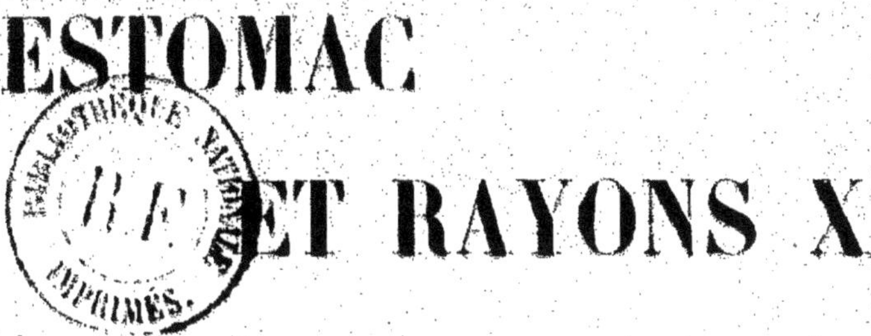

ESTOMAC ET RAYONS X

Essai de Radioscopie Gastrique

PAR LE

DOCTEUR PAUL PHILIPPE

Ancien Interne des Hôpitaux

FÉCAMP

IMPRIMERIES RÉUNIES M.-L. DURAND

Novembre 1907

ESTOMAC & RAYONS X

Essai de Radioscopie Gastrique

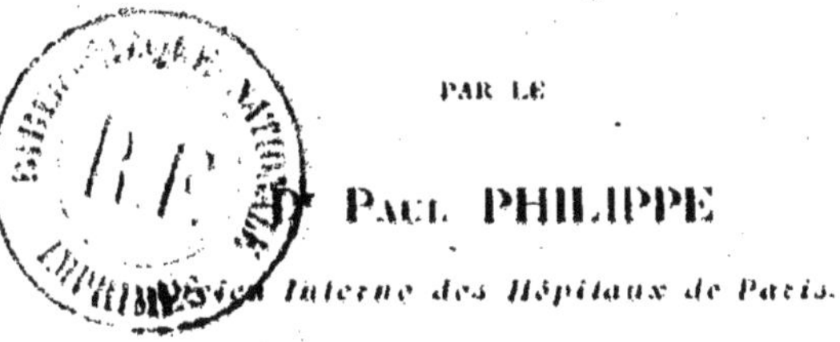

PAR LE

Dr Paul PHILIPPE

Ancien Interne des Hôpitaux de Paris.

Révélant les formes des organes internes et leurs modifications physiologiques ou pathologiques, les Rayons Rœntgen ont doté la médecine d'un procédé nouveau d'investigation clinique. Grâce au perfectionnement de la technique, la Radioscopie gastrique a été rendue vraiment pratique ; son importance est parfaitement établie, car elle permet de contrôler « de visu » les renseignements que nous donnent les procédés ordinaires : palpation, percussion, auscultation, etc., et, *parfois même, de corriger l'inexactitude de leurs indications.*

Dans ce court exposé, nous décrirons d'abord la technique de l'exploration radiologique de l'estomac ; nous indiquerons ensuite les renseignements que nous donne cette exploration sur l'anatomie de l'organe et sa pathologie.

Instrumentation

Le chassis porte-ampoule du Dr Béclère nous semble réunir les meilleures conditions pour la pratique de la radioscopie gastrique : mobilité en tous sens de l'ampoule et de l'écran fluorescent, diaphragme limitant la région à explorer, dispositif pour fixer le rayon normal au centre même de ce diaphragme et permettant de faire l'orthodiagraphie exacte de l'organe examiné.

L'ampoule dont nous nous servons est celle de Chabaud ; grâce à son facile réglage du vide, elle donne à l'écran une fluorescence de valeur constante et des rayons dont la qualité varie peu au cours de l'examen. Pour faire varier l'état de vide, nous avons fait adapter à notre chassis l'ingénieux brûleur de Barret.

L'écran doit être d'assez grande dimension, 30×40 au moins, et très mobile ; il est préférable de le faire recouvrir d'un verre spécial au plomb qui protégera l'opérateur, et il sera facile de dessiner sur ce verre les contours de l'organe, d'y marquer les points de repère anatomiques et d'en prendre ensuite le calque.

Naturellement, les rayons devront être très pénétrants, d'autant plus que l'épaisseur du corps sera considérable : 10 à 12 centimètres d'étincelle équivalente, 8 à 10 au radiochromomètre de Benoit.

Technique

La technique est assez simple, mais l'interprétation des observations est difficile ; il est nécessaire d'avoir fait un certain nombre de ces examens, de les comparer, de les superposer aux signes cliniques ordinaires, pour retirer de cette méthode nouvelle les indications utiles.

Vue aux Rayons X, la cavité abdominale laisse voir peu de chose : on aperçoit le diaphragme, le foie, un peu la rate, les os du bassin, la colonne vertébrale ; l'estomac vide ne se manifeste pas, mais, à l'état de réplétion, il forme une zône plus sombre au niveau de l'ombilic sans contours définis. Généralement, au-dessous de la pointe du cœur, un peu à gauche, se voit une zône claire, arrondie, en dôme, qui suit les mouvements du diaphragme ; cette zône claire est formée par l'air contenu dans l'estomac, qui s'accumule dans la partie supérieure de l'organe sous-jacente au diaphragme, elle est souvent visible, même quand l'estomac est vide ; on peut la rendre plus nette en faisant absorber quelques gorgées de liquide.

Pour délimiter les contours de l'estomac, on fait ingérer au sujet une certaine quantité de bismuth, soit sous forme de pilules, cachets, soit mélangé aux aliments ou en suspension dans une émulsion ; grâce à son poids atomique très élevé, ce corps absorbe les Rayons X et ainsi forme ombre sur l'écran fluorescent.

On dessine alors sur le verre de l'écran les points d'arrêt du cachet de bismuth, le niveau supérieur du liquide ingéré qu'on peut faire fluctuer par un léger massage de la région, les dimensions de la « chambre à air ». On notera par des traits supplémentaires les modifications de forme observées, car l'estomac réagissant sur son contenu, varie d'aspect pendant la durée de l'examen.

Pour étudier les rapports de l'organe, on aura marqué sur l'écran certains points de repère anatomiques, tels que l'appendice xyphoïde, le rebord costal, l'ombilic, l'épine iliaque supérieure et antérieure : pour rendre ces points visibles à l'écran, on les marquera sur la peau du sujet avec une rondelle de plomb fixée par une bande de diachylon. Cette technique peut être modifiée suivant la nature des recherches à effectuer ; il peut y avoir intérêt à examiner le malade dans diverses positions : debout, couché sur le côté gauche, etc., etc.

Description des Anatomistes

Avant de décrire l'image radioscopique de l'estomac, il est intéressant de rappeler les notions que les anatomistes nous ont données sur cet organe.

Les descriptions se sont modifiées : la chirurgie abdominale a permis d'étudier l'organe vivant, à l'état physiologique, et ces notions nouvelles, comme nous le verrons plus loin, ont été confirmées par la radioscopie.

Se basant sur les dissections cadavériques, les anatomistes nous avaient appris que la forme générale de l'estomac pouvait être comparée à une cornemuse à grand axe transversal ; c'est cette description que donnent encore les traités élémentaires d'histoire naturelle. Dans l'état de réplétion, on pensait que l'organe, devenant plus oblique, se rapprochait de la verticale ; la petite courbure ne variant pas, la grande courbure et le grand cul-de-sac se dilataient et se portaient en avant contre la paroi.

Küss et Duval admettaient la division physiologique de l'estomac en deux parties par les fibres obliques formant la « cravate de Suisse » : partie supérieure formant un canal longeant la petite courbure et permettant aux liquides de se rendre directement dans le duodenum ; partie inférieure comprenant le grand cul-de-sac, la grande courbure où s'accumulent les aliments.

Actuellement, cette description anatomique n'est plus admise et nombre d'auteurs décrivent l'estomac vertical ou légèrement oblique ; les deux schemas ci-dessous font voir la différence des deux conceptions :

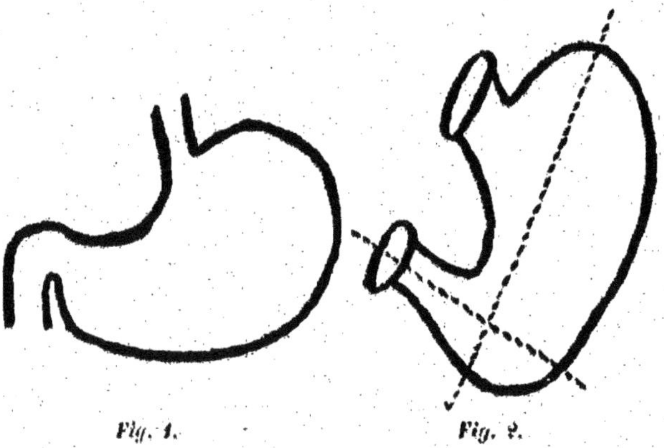

Fig. 1. *Fig. 2.*

La figure 2 (art. de Jonesco dans traité de Poirier), assigne à l'estomac deux directions : l'une verticale, comprenant la plus grande partie du viscère, l'autre pylorique horizontale ou un peu ascendante. Le pylore serait situé près de la ligne médiane, à sept centimètres au-dessus de l'ombilic, sur une ligne unissant l'extrémité interne des cartilages des neuvièmes côtes. — Cette position varie un peu suivant l'état de réplétion de l'estomac; à l'état de vacuité, le pylore est très proche de la ligne médiane. C'est aussi l'opinion émise par Doyen dans son traité chirurgical des affections de l'estomac (1903).

Cet auteur admet aussi la verticalité générale de l'organe; le cardia situé à 2 ou 3 centimètres du diaphragme, est surmonté à gauche par le cul-de-sac supérieur qui est appliqué contre la voûte diaphragmatique, ce cul-de-sac supérieur ou phrénique, dans la station verticale n'est pas en contact avec les aliments, mais avec les gaz qui s'y accumulent; les aliments obéissant aux lois de la pesanteur s'amassent dans le point le plus déclive, dans l'antre prépylorique.

Il divise également l'estomac en deux parties; une supérieure, partie la plus vaste à axe vertical, et une inférieure, à axe variable. A l'état de vacuité, cette région inférieure a son axe descendant qui devient horizontal quand la réplétion est modérée et ascendant dans la dilatation, subissant ainsi un vrai mouvement de bascule. Il s'ensuit qu'en l'état de vacuité, le pylore doit être considéré comme le point le plus déclive de l'estomac, à cheval sur la ligne médiane ou 2 ou 3 centimètres à droite; son bord supérieur est à 5, 6, 7, 8, jamais plus de 9 centimètres de l'orifice œsophagien du diaphragme.

Description des Radiologistes

L'examen de l'estomac par les Rayons X a permis de contrôler ces données anatomiques nouvelles et les a confirmées.

EXAMEN D'UN ESTOMAC SAIN

Après l'absorption d'une certaine quantité de liquide bismuthé, 2 à 300 gr. environ, 1/10 de bismuth, le sujet placé debout, le dos vers l'ampoule, on voit l'estomac se dessiner nettement sur l'écran et revêtir les formes suivantes :

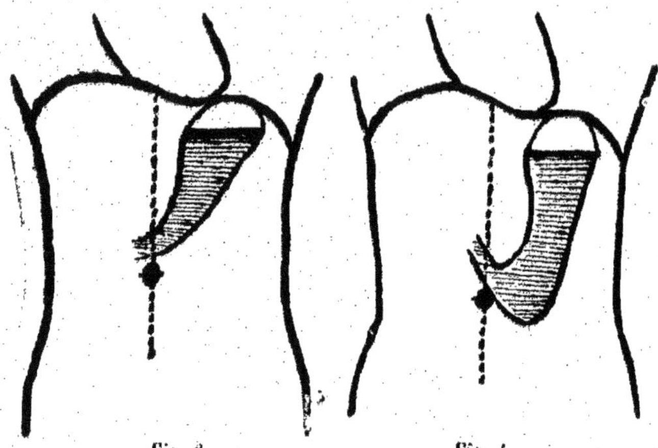

Fig. 3. *Fig. 4.*

La figure 3 montre le point le plus déclive correspondant au pylore. Dans la figure 4, disposition communément observée, il y a formation d'un cul-de-sac qui occupe le point le plus déclive, le pylore ayant subi le mouvement de bascule dont nous parlions plus haut.

Avec Barret et Leven (*Presse Médicale*, Janvier-Août 1906), on peut différencier trois régions :

1° Zône supérieure « en dôme », « chambre à air ».

2° Segment long, vertical, descendant légèrement oblique à droite, *situé en entier dans hypochondre gauche.*

3° Segment court, horizontal, quelquefois ascendant.

Nous avons rencontré, presque dans tous les cas, le cul-de-sac inférieur (fig. 4) qui est une forme normale ; ce cul-de-sac peut descendre plus ou moins bas, au-dessous de l'ombilic, sans que, pour cela, l'estomac doive être considéré dilaté ou ptosé. Nous verrons plus loin les signes auxquels on reconnait la dilatation et la ptose.

La forme générale de l'estomac à l'état de réplétion a été comparée suivant les auteurs, tantôt à une corne de bœuf renversée (Holzknecht), tantôt à un hameçon (Rieder) ; c'est cette dernière forme que nous avons observée dans la majorité des cas : portion descendante, oblique de gauche à droite longue — portion ascendante courte ; l'angle étant formé par le cul-de-sac inférieur plus ou moins développé.

Un phénomène, qu'on observe assez souvent, est l'arrêt du bismuth, surtout en cachet, durant quelques secondes, au-dessous de la chambre à air, comme s'il y avait un éperon, un étranglement s'opposant à la descente dans la partie sous-jacente de l'estomac. R. Guillon, dans sa thèse sur l'exploration radiologique de l'estomac (1907), nous en donne l'explication : Vu en coupe anteropostérieure, l'estomac présente 2 segments, l'un supérieur, grosse tuberosité à parois écartées par le gaz ; l'autre inférieur, à parois accolées, en forme de tablier : le cachet de bismuth traverse aisément la première partie, mais à quelque peine à s'insinuer entre les parois accolées de la partie inférieure, d'où un certain temps d'arrêt. (Fig. 5.)

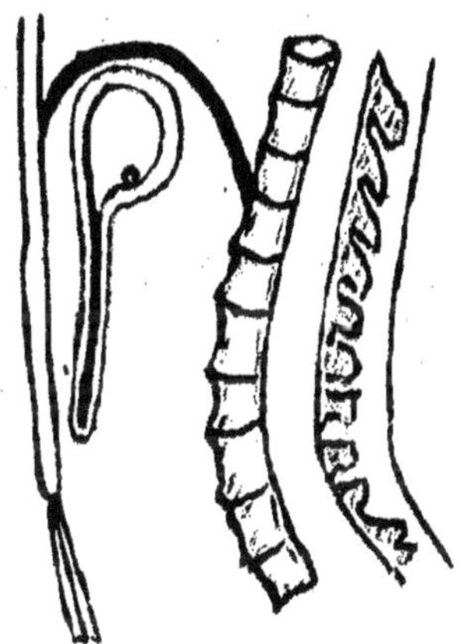

Fig. 5.

Appliqué contre la paroi abdominale et sous le diaphragme, l'estomac subit forcément l'influence de leurs mouvements, aussi voit-on les 2 pôles de l'estomac s'abaisser et s'élever suivant les mouvements respiratoires ; le pôle supérieur surtout s'élargit dans l'inspiration, l'inférieur se rétrécit et subit peu de déplacement. Avec la main, on peut, en déprimant la paroi abdominale, augmenter l'amplitude de ces mouvements.

Les ingesta abaissent le fond de l'organe, mais cet abaissement chez l'homme sain est peu marqué, 1 ou 2 centimètres, et ne croît pas proportionnellement à la quantité des matières ingérées. L'élargissement se fait en tous sens, transversalement et antero-postérieurement, l'estomac tendant à se mouler exactement sur son contenu.

La durée de la digestion a été étudiée par la radioscopie (G. Leven), 200 gr. d'eau froide sont éliminés en 10 minutes; mélangés au pain, l'élimination est retardée jusqu'à 30 minutes. L'eau chaude augmente le péristaltisme et séjourne beaucoup moins longtemps.

Le repas de Rieder (400 gr. de semoule au lait, ou de bouillon épais d'orge, avec 40 gr. de bismuth) est presque entièrement passé dans l'intestin 2 ou 3 heures après l'ingestion ; ce qui reste est évacué très lentement et on en retrouve encore des traces 6 à 8 heures après le repas.

Prise à jeun, l'eau passe très rapidement dans l'intestin et cette élimination rend compte de l'action diurétique des eaux de cure prises dans ces conditions. L'eau prise en même temps que les aliments séjourne dans l'estomac et peut, si elle est prise abondamment, provoquer la distension de l'organe, donnant lieu à une forme particulière de dyspepsie, qui cesse avec sa cause.

Le passage dans l'intestin se fait par des contractions de l'organe qui se traduisent à l'écran par des incisures des parois : parfois les lignes de la grande courbure et de la petite se rapprochent, donnant à l'organe une forme en sablier, forme disparaissant par léger massage ; mais c'est surtout du côté du pylore que peuvent s'observer ces mouvements ou ondes circulaires qui propulsent le contenu vers l'intestin.

R. Guillon, dans sa thèse, donne un schéma, d'après Holzknecht, que nous reproduisons ici et qui fera mieux comprendre le phénomène qu'une longue description.

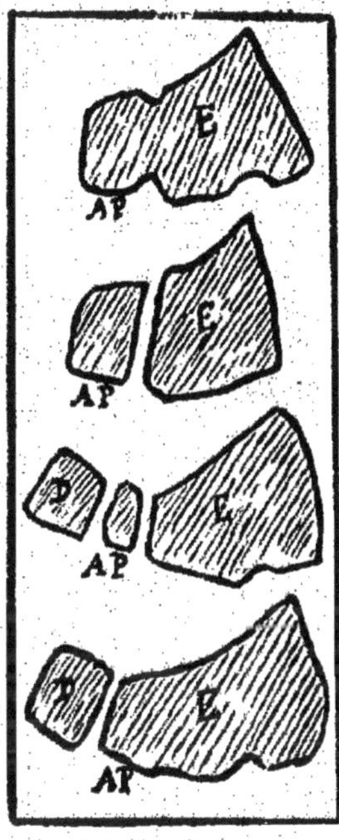

1° Onde péristaltique : apparition d'un anneau de contraction musculaire à la limite du corps de l'estomac (E) et de l'antre du pylore (A P).

2° Séparation complète du corps et de l'antre.

3° Passage du contenu de l'antre dans le Duodenum.

4° Fin du phénomène. Onde péristaltique.

Fig. 6.

A 3 ou 4 travers de doigt du pylore les ondes péristaltiques diminuent, il se forme un sillon profond, visible sur les deux courbures. Ce sillon circulaire isole ainsi une portion de l'estomac remplie de bismuth ; cette région s'amoindrit très rapidement et disparaît. La succession de ces phénomènes donne lieu sur l'écran à la formation de 3 taches sombres : corps de l'estomac, antre pylorique, commencement du duodenum, puis l'image reprend son aspect antérieur.

Les vivisections avaient fait prévoir ce mécanisme révélé par les Rayons X ; les pressions prises à l'intérieur, au niveau de la portion prépylorique, avaient en effet accusé une augmentation notable sur le reste de l'organe ; cette région est, du reste, la plus musculeuse. L'estomac se débarrasse de son contenu par des contractions rythmées qui peuvent être influencées par les agents physiques : massage, chaleur, électricité.

Dans un cas que nous avons traité par les courants galvano faradiques, nous avons pu, en redonnant à l'organe sa tonicité normale, favoriser cette élimination fort retardée et empêcher la stase.

EXAMEN DE L'ESTOMAC MALADE

La technique à suivre ne diffère pas de celle que nous avons décrite précédemment. Les points de repère, appendice xyphoïde, rebords costaux, ombilic, épines iliaques, seront orthodiagraphiés sur l'écran ; on pourra, comme nous l'avons dit déjà, fixer en ces points sur la peau du malade des rondelles de plomb et y faire passer le rayon normal.

Nous employons, suivant le procédé décrit par Barret et Leven, un mélange de sous-nitrate de bismuth (30 gr.) et de lycopode (10 gr.) qui a la propriété de ne pas se mêler aux liquides et de surnager, et un lait bismuthé composé d'une solution de gomme arabique à 20 % et de sous-nitrate de bismuth pur, à la dose de 2 ou 3 cuillerées à soupe ; chaque cuillerée à soupe représente 15 à 20 grammes.

Aucun inconvénient à ingérer ces doses de bismuth, à condition qu'il soit très pur ; pas de constipation consécutive, quelquefois un peu de diarrhée.

Le passage du bismuth dans l'œsophage peut être facilement suivi. Le malade est placé obliquement, l'épaule droite vers l'écran, la gauche vers l'ampoule. On aperçoit dans cette position oblique, la colonne vertébrale, le cœur et entre les deux un espace clair renfermant la trachée et l'œsophage. C'est dans cet espace clair que se dessine l'ombre formée par le bismuth. On peut reconnaître à l'arrêt du cachet, par exemple, la sténose de l'œsophage, et en faisant ingérer une petite quantité de liquide bismuthé, on peut se rendre compte des dimensions de la poche au-dessus du rétrécissement. La descente de bismuth dans l'estomac se fera lentement, graduellement, suivant l'étroitesse de l'obstacle. Dans les cas de contraction spasmodique du cardia, l'ombre du bismuth disparaîtra subitement dès que le spasme cessera.

Mais supposons un cas plus simple : L'examen clinique a permis de constater, à jeun, chez le malade tous les signes d'une stase gastrique.

On commencera par faire ingérer une cuillerée à soupe de bismuth-lycopode : il se forme alors une ligne noire qui marque le niveau supérieur du liquide contenu dans l'estomac ; en pressant sur la paroi abdominale, on peut imprimer au liquide des fluctuations très visibles ; par l'inclinaison latérale, la ligne noire, d'abord fluctuante, tend à redevenir horizontale, ne laissant aucun doute sur la présence du liquide dans l'estomac.

Poursuivons l'examen en faisant absorber par petite gorgées un verre de lait de bismuth ; 200 c³ à 300 c³ suffisent généralement ; ce lait bismuthé traverse la ligne de niveau supérieur du liquide et tend à s'accumuler dans le fond de l'estomac. A ce moment on peut distinguer 4 régions dans l'estomac : *(a)* chambre à air, *(b)* ligne noire du niveau supérieur, *(c)* teinte grisâtre du liquide stomacal auquel s'est mélangé un peu de bismuth, *(d)* teinte plus noire dûe à l'accumulation du bismuth dans la partie inférieure du viscère. *(Voir fig. 7.)*

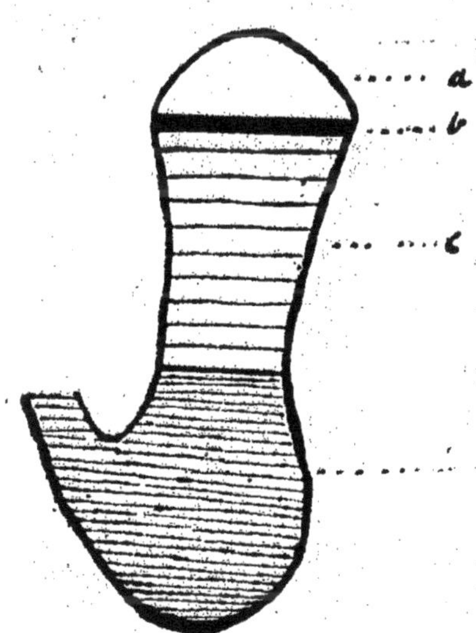

Fig. 7.

On notera sur l'écran la ligne diaphragmatique, la pointe du cœur, les dimensions de la chambre à air, les contours de l'estomac, le cul de sac inférieur, la région pylorique qu'on voit généralement assez peu nettement. Les modifications observées au cours de l'examen, telles que les sillons de contraction, les changements de position de l'organe dans les mouvements respiratoires et les positions latérales seront également notées.

La hauteur de l'organe sera prise entre les 2 points extrêmes : cul de sac supérieur et cul de sac inférieur, sans tenir compte du rapport de ce cul de sac avec l'ombilic ; car le point de repère ombilical n'offre qu'une valeur très relative, et l'estomac pouvant normalement dépasser en bas la ligne horizontale passant par l'ombilic.

Quelques remarques sont nécessaires pour comprendre la valeur clinique de cet examen.

F.-M. Grœdel, de Nauheim, (Medinisch Klinik, mai 1907 ; Archives of the Rœntgen Ray, octobre 1907) fait remarquer que la forme et la direction de l'estomac dépendent avant tout de la spaciosité de l'abdomen.

Chez la femme, la cavité abdominale étant plus haute et plus étroite, l'estomac sera vertical et la portion ascendante du ventricule gastrique sera plus longue. Le port du corset tend à augmenter cette verticalité, prédisposant à l'élongation, favorisant l'entéroptose et la dilatation. Cet auteur donne la radioscopie suivante (Fig. 8), le sillon du corset y est imprimé.

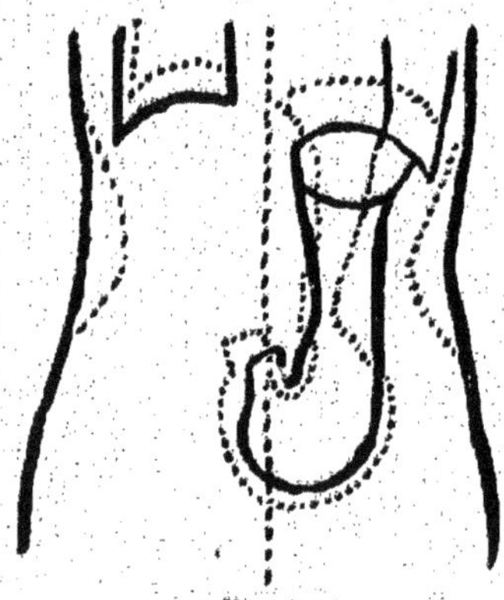

Fig. 8.
Influence d'un corset serré sur l'estomac
Trait : Sans corset.
Pointillé : Avec corset.

Certaines causes, telles que la grossesse, les tumeurs abdominales, l'obésité, les hernies et l'éventration, agissent dans le même sens.

Outre la disposition générale de l'organe, la Radioscopie

nous permet d'étudier son fonctionnement, son mode de remplissage, et nous donne ainsi des renseignements sur l'altération et le défaut de tonicité des parois.

Organe éminemment contractile, l'estomac rétracté dans l'état de vacuité, forme une cavité virtuelle qui se laisse simplement distendre par les gaz qui tendent à s'accumuler dans la grosse tuberosité, constituant, ainsi que nous l'avons décrit, la « chambre à air. »

Ces gaz sont de provenances diverses ; il est rare qu'ils soient causés par les fermentations alimentaires, et même dans les cas de stase mécanique avec obstacle au pylore, les fermentations dégagent peu de gaz.

La plupart du temps, ils ont la même composition que l'air atmosphérique, ce qui prouve qu'ils viennent du dehors et sont ingérés avec les aliments ou simplement déglutis. Cette aérophagie, fréquente chez certains nécropathes, est facile à dépister et l'exagération des dimensions de la chambre à air pourra y faire songer. Il en sera de même dans l'aérophagie tardive, bien étudiée par M. Binet, de Vichy, accompagnée de douleurs et suivie de pyrosis et de vomissements.

Sous l'influence de l'excitation provoquée par le liquide ingéré, les parois de l'estomac réagissent et se moulent sur le contenu, en sorte que le liquide, loin de s'accumuler dans la partie inférieure de la cavité gastrique, comme il ferait dans un sac à parois flasques, remplit tout l'estomac et atteint tout d'abord un niveau supérieur élevé.

La cavité est ainsi remplie, quelle que soit la quantité de liquide ingéré ; par exemple, le même niveau sera atteint avec 50 c³ ou 300 c³ *(Voir fig. 9)*. Ce mode de remplissage a été très bien étudié par Barret et nos examens ont confirmé ses remarques.

Mais si les fibres musculaires ont leur tonicité amoindrie, si les parois sont altérées et infiltrées, le mode de remplissage sera tout différent, la cavité se remplira peu à peu et il faudra une quantité relativement considérable de liquide, 4 à 600 gr. par exemple, pour atteindre le niveau qui, dans les cas précédents, était atteint avec 200 grammes.

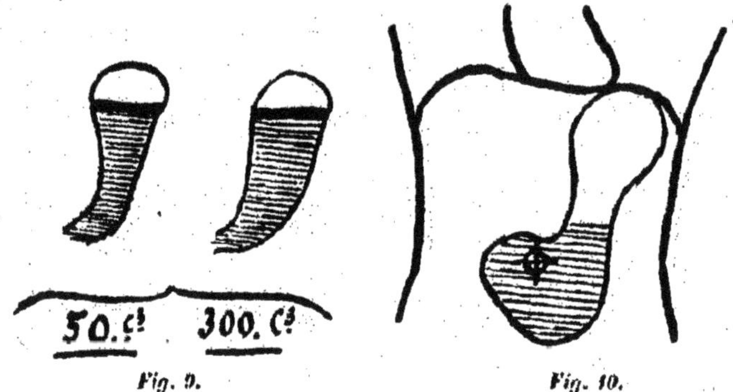

Fig. 9. *Fig. 10.*

Dans le cas schématisé fig. 10, qu'il nous a été donné d'observer, le malade, aérophage, avait une chambre à air considérable, gênant l'incursion du diaphagme et déterminant une éversion très nette du rebord costal gauche ; cette poche d'air devait gêner également la pointe du cœur, car le malade avait un sentiment d'angoisse qui n'était soulagé que par les éructations qu'il sollicitait dans ses crises. Chose assez singulière, le clapotage ne pouvait être provoqué. Avec 200 c³, le niveau supérieur atteint par le liquide était à 3 travers de doigt au-dessus de l'ombilic. Estomac distendu habituellement par les gaz et dilaté, il ne réagissait pas sur le liquide ingéré qui s'accumulait à sa partie déclive.

La radioscopie permet aussi de se rendre compte de l'efficacité du traitement. Chez un de nos malades qui, avec 200 c³ de liquide, présentait une distension anormale du cul de sac inférieur, nous avons vu cette distension se réduire après quelques séances de Watteville.

Lorsque l'estomac est ptosé, outre l'abaissement anormal de l'organe au-dessous de l'ombilic, on constate que le liquide bismuthé ne se moule pas dans la concavité diaphragmatique, soit qu'on excite les contractions gastriques, soit qu'on place le sujet dans le décubitus latéral droit. De plus, suivant la remarque de Grœdel, le pylore présente une mobilité très accusée, suivant les diverses positions du sujet, alors que dans les cas normaux, cette mobilité est peu notable.

L'amoindrissement ou l'absence de l'ombre pylorique dans les cas de sténose pylorique peut, avant les signes cliniques, révéler l'existence d'une tumeur de la région pylorique. Holzknecht et Jonas (Diagnostic des tumeurs non palpables de l'estomac par la radioscopie, in Wien. Mediz. Wochenschr. 1907) citent les remarques de Schütz à ce sujet et relatent 22 cas où soupçonné seulement au palper, le cancer fut rendu évident par la radioscopie et l'orthodiagraphie. Après le repas de Rieder, l'estomac paraît rétréci ou complètement obstrué dans la région qui correspond à la tumeur. Pour qu'on puisse affirmer la présence d'une tumeur, il faut qu'il y ait persistance de cette modification de l'ombre après un léger massage ; Krauss fait aussi remarquer que les ondes péristaltiques s'arrêtent au niveau de la tumeur.

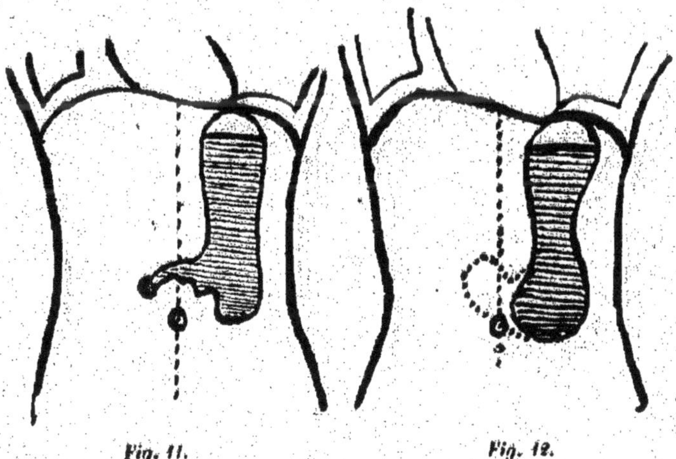

Fig. 11. *Fig. 12.*

On voit dans la figure 11, la région pylorique réduite à un canal étroit ; la figure 12 montre l'envahissement deux mois après, l'ombre du bismuth n'est plus visible dans la région pylorique.

Conclusions

Bien supérieur à la radiographie, la radioscopie gastrique nous donne une image animée, révélant les changements de forme de l'organe, le surprenant en quelque sorte dans ses mouvements physiologiques.

Il importe de ne pas se contenter de la reproduction simple de l'image sur l'écran, mais d'obvier aux déformations de l'image produite par le faisceau conique des R. X. en déterminant les limites de l'organe par le rayon normal.

Il est possible de combiner cet examen avec les procédés ordinaires d'exploration clinique : percussion, palpation, succussion, etc.

Procédé sans danger : L'ingestion du bismuth pur est absolument exempt de danger et n'amène aucun trouble dans les fonctions intestinales. Il en est de même des Rayons X, car la durée d'exposition est insuffisante pour déterminer la moindre irritation cutanée.

Procédé d'investigation très exact : Il différencie nettement l'estomac des organes voisins, et principalement du colon ; il donne la valeur de la tonicité des parois, révèle les déformations de l'organe dûes au relâchement musculaire, aux adhérences, aux infiltrations des parois, aux tumeurs, etc.

Enfin, le médecin pourra, grâce à cette méthode, en répétant les examens à certains intervalles, se rendre compte des modifications favorables apportées par le traitement.

Fécamp. — Imp. réunies M.-L. Durand

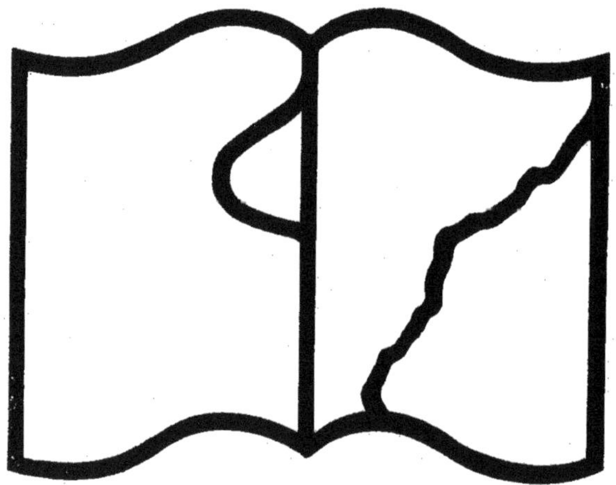

Texte détérioré — reliure défectueuse

NF Z 43-120-11

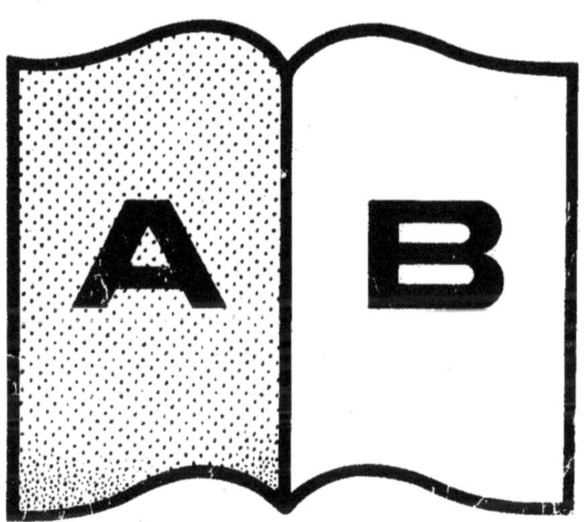

Contraste insuffisant

NF Z 43-120-14

www.ingramcontent.com/pod-product-compliance
Ingram Content Group UK Ltd.
Pitfield, Milton Keynes, MK11 3LW, UK
UKHW021152230726
13926UKWH00001B/68